AF590082

HYGIÈNE SCOLAIRE

par M. le docteur Raoul BRUNON

Le surmenage et la claustration des enfants et des maîtres.

Les dangers de la Tuberculose.

Les réformes à faire (1).

« Plutôt un terrain de jeux sans école qu'une école sans terrain de jeux. »

I

Les Français du xxe siècle se préoccupent de beaucoup de choses. Ils s'agitent et se disputent pour des questions académiques d'humanitarisme. Ils feraient peut-être mieux de s'occuper de leurs propres affaires. Il est une question entre toutes angoissante, c'est celle de la dépopulation. On ne décrète pas d'un trait de plume la repopulation d'un pays, mais on pourrait sauvegarder la population existante et l'*économiser*. Je suis de ceux qui croient que notre système scolaire est mauvais parce qu'il entraîne la sédentarité, la claustration et la stabulation de nos enfants dont un trop grand nombre arrive, vers la vingtième année, à une tuberculose inoculée et préparée pendant l'enfance et l'adolescence.

Du haut en bas de l'échelle nos programmes sont trop chargés. Dans l'enseignement primaire, et surtout dans l'enseignement secondaire, les enfants sont accablés de travail, accablés d'écritures, de pensums et d'exercices de mémoire. Je citerai des exemples plus tard.

C'est dans les pays du Nord qu'il faut chercher nos modèles. En Suède et en Norvège, l'enseignement obligatoire existait depuis cent ans quand le nôtre a été installé. En Angleterre, il en est à peu près de même. Mais, dans ces pays, une expérience déjà longue a appris

(1) BRUNON. *La Tuberculose pulmonaire*, maladie évitable, maladie curable. Paris Steinheil, 1913.
Société normande d'hygiène pratique in *Normandie médicale*, juillet 1909.

aux familles à réagir contre le zèle excessif des professionnels de l'enseignement. Les exercices physiques, extrêmement développés, font contrepoids aux programmes scolaires. Chez ces peuples du Nord, l'esprit pratique a su dominer l'esprit livresque qui est le nôtre et que déjà Montaigne signalait.

Je disais que nos programmes sont touffus, confus, indigestes. L'abondance de leurs détails enserre, étouffe et tue l'initiative des enfants, des professeurs et des parents.

Voyez, au contraire, ce qui se passe dans l'enseignement supérieur. Nos programmes sont chargés, mais l'étudiant proteste et s'évade si sa charge est excessive. Le mouvement actuel dans l'enseignement médical est une protestation contre le lourd esprit des laboratoires allemands. La clinique française réclame ses droits par la bouche même des médecins praticiens parce qu'elle est faite de bon sens.

Dans l'enseignement secondaire, les professeurs et les élèves sont impuissants à se défendre contre un surmenage dangereux. C'est à nous, médecins, qu'il appartient de prendre l'initiative d'une réforme. Notre influence est grande dans les familles. C'est à nous qu'il appartient d'apprendre aux pères qu'il est de leur devoir et de leur intérêt de se préoccuper de la santé physique et morale de leurs enfants.

Depuis le XVIe siècle, l'esprit critique a fait de grands progrès dans l'Europe non latine. En France, nous en sommes encore à nous décharger sur l'Etat des soins d'éduquer nos fils sans contrôle. Nous lui livrons nos enfants comme nos grands-pères ont livré nos pères à l'Empire.

Création d'une section d'hygiène scolaire

Je serais heureux si ma communication d'aujourd'hui pouvait être le point de départ d'une discussion au sein de la *Société normande d'Hygiène pratique*. Un savant et courageux confrère, M. Mathieu, médecin des hôpitaux de Paris, a fondé une Ligue de l'hygiène scolaire. Notre Société la subventionne, elle reçoit son bulletin. M. Mathieu demande depuis longtemps qu'une société se fonde à Rouen. Pourquoi ne ferions-nous pas, ici-même, et sous le haut patronnage de la *Société d'Hygiène*, une section spéciale s'occupant d'hygiène scolaire?

Pour ma part, je signalerais, tout d'abord, comme intéressante, la situation des enfants de neuf à onze ans. Ils sont à un âge où une mauvaise hygiène peut avoir une répercussion terrible sur leur existence future. Dans l'état actuel des choses, je dis que le programme de leurs travaux est surchargé : ils écrivent trop, ils copient et recopient trop de devoirs, ils sont punis par des pensums. On abuse des exercices de mémoire. On néglige le réalisme des choses elles-mêmes. J'ai fait une enquête sur huit enfants âgés de neuf à onze ans et je leur ai demandé s'ils avaient visité le *Museum* de Rouen si admirablement organisé par notre savant collègue M. Pennetier. Un seul de ces enfants connaissait le Museum, mais tous avaient appris *par cœur* de l'Histoire naturelle et de la Géologie.

Vous connaissez ce mot anglais : On demande à un Français, à un Allemand et à un Anglais ce que c'est qu'un éléphant. Le Français dit : Je vais chercher dans mon livre. L'Allemand dit : Je vais y réfléchir. L'Anglais va au jardin zoologique.

J'ai demandé à trois garçons de neuf ou dix ans s'ils savaient la différence de forme qui existe entre un mètre de drapier et un mètre de menuisier. Ils n'ont pas compris, et l'un m'a récité la définition du mètre qu'il savait par cœur.

Valeur de nos méthodes actuelles

Nos méthodes sont mauvaises, elles accaparent trop de temps, elles immobilisent trop les enfants. Nos programmes ne prévoient pas les exercices physiques *méthodiquement* pratiqués. Nos établissements n'ont pas d'espaces libres pour les jeux. Les cours des écoles et des collèges ne comptent pas. Le petit Français ne connaît pas la verdure des champs, son œil n'a jamais mesuré l'horizon de la campagne, les grands arbres lui sont inconnus, la terre lui est étrangère. Il ne connaît que ses livres et ses cahiers. Et, des livres, il ne connaît que les manuels de classes. Où prendrait-il le temps de lire, dans le vrai sens du mot, les beaux livres de la langue française et de les digérer et de les méditer ? De la septième à la philosophie c'est une course folle pendant laquelle on effleure mille sujets. La vie du collégien n'est qu'une suite de pénibles émotions subintrantes aboutissant au baccalauréat.

Jamais le temps de lire. Jamais le temps de méditer. Jamais le temps de *ne rien faire !*

La discipline

La claustration entraîne une révolte non réfléchie de l'enfant; une discipline méticuleuse cherche à corriger les réflexes de l'enfant comprimé; de là de graves conséquences morales : dissimulation, habitudes de lacheté morale, abandon de la bonne tenue générale. Pour un grand nombre, notre système de discipline entraîne le dégoût pour le travail. N'a-t-on pas érigé le pensum, *le devoir supplémen-*

taire, en moyen de punition ? N'est-ce pas un sûr moyen de faire prendre le travail en horreur ?

On m'objectera la nécessité de la discipline pour les mauvais élèves. Eh bien, messieurs, je ne crois pas que la nature fasse des cancres. Le cancre est un produit artificiel de nos méthodes d'instruction.

Le recteur Zevort avait l'habitude de venir chaque année assister à un cours de l'Ecole de Médecine. En 1907, il vint entendre une leçon faite par MM. Rose et Huard. Quand elle fut terminée, Zevort tint aux étudiants ce petit discours :

« Messieurs, je ne peux que difficilement croire qu'il y a deux ans vous étiez candidats au baccalauréat et que nous pouvions à peine vous arracher les mots de la bouche.

« Aujourd'hui je vous retrouve des jeunes orateurs ! Cette transformation fait l'éloge de vos professeurs et le vôtre, mais elle montre aussi que *nos* méthodes sont mauvaises et que les *vôtres* sont bonnes. »

Pour ma part, messieurs, je demande qu'on allège les programmes; qu'on incite les professeurs à donner moins d'écritures et moins de leçons et plus d'enseignement pratique; qu'on supprime ou qu'on modifie les systèmes des *compositions* trop fréquentes ; qu'on enseigne aux enfants à travailler pour *faire bien* et non pour *faire mieux* qu'un autre.

Je voudrais qu'on donnât de l'air à nos enfants, qu'on leur fît moins de nerfs et plus de muscles ; je voudrais aussi qu'on leur donnât de l'eau et qu'on leur apprît à se laver (chose ignorée de beaucoup de Français).

Je voudrais que les punitions matérielles soient réservées pour les lourdes fautes, mais que les peccadilles de chaque instant soient redressées par une réprimande pour développer la conscience et l'esprit de devoir au lieu de faire naître l'esprit de dissimulation et de colère.

Je voudrais qu'une plus grande liberté fut laissée aux professeurs. Nous avons un corps professoral admirable et l'étroitesse des réglements nous empêche d'en tirer parti comme il conviendrait.

II

Emploi du temps en France et à l'étranger

> Avec une race intelligente et laborieuse de bons programmes orientent le travail scientifique et mettent en valeur la puissance intellectuelle d'une nation.
>
> Prof. BOUCHARD.

ÉCOLES DE FILLES

Les documents qui suivent forment un tableau comparatif de l'emploi du temps dans des pensionnats de filles : couvent catholique tel qu'il existait il y a peu de temps, pensionnat catholique libre, lycée de filles, pensionnat anglais installé en France, pensionnat anglais d'Angleterre.

Couvent français

6 heures. — Lever. En 30 minutes il faut faire la toilette et le lit. Le dimanche, on a 45 minutes pour une toilette plus à fond.

6 h. 1/2. — Prière du matin.

6 h. 3/4. — La messe.

7 h. 1/2. — Premier déjeuner.

8 heures. — Etude de leçons. Piano.

9 h. à 11 h. 1/2. — Classes.

11 h. 1/2. — Prières.

11 h. 3/4. — Déjeuner et recréation.

1 h. à 2 h. — Travaux de couture.

2 h. à 4 h. — Classes.

4 h. à 4 h. 1/2. — Collation, récréation.

4 h. 1/2 à 6 h. 1/2. — Classe et étude.

6 h. 1/2 à 7 h. — Chapelle.

7 heures. — Dîner.

7 h. 1/2 à 8 h. 1/2. — Récréation. Coucher.

Pensionnat chrétien libre

6 h. 1/2 — Lever. 50 minutes pour la toilette.

7 h. 1/2. — Prière du matin. Déjeuner. Récréation.

8 h. à 9 h. — Etude des leçons.

9 h. à 11 h. 1/2. — **Classe avec 10 minutes d'interruption pour l'*aération* complète du local. Chaque demi-heure, ouverture momentanée des fenêtres pour renouveler l'air.**

11 h. 1/2. — Un quart d'heure de récréation avant le repas.

11 h. 3/4 à 1 h. — Déjeuner. **Récréation en plein air. Jeux.**

1 h. à 2 h. — Travail manuel. **En plein air l'été.**

2 h. à 4 h. 1/2. — Classe avec récréation de 10 minutes.

4 h. 1/2. — Goûter dans la cour. Récréation.

5 h. à 6 h. 3/4. — Classe, étude et prière du soir.

6 h. 3/4. — Dîner.

7 h. 1/2 à 8 h. 1/2. — Récréation dedans ou dehors. Promenade suivant la saison et la température.

8 h. 1/2. — Toilette du soir et coucher.

Lycée de filles

6 heures. — Lever. 30 minutes pour faire sa toilette et le lit.

6 h. 1/2 à 7 1/2. — Etude.

7 h. 1/2. — Déjeuner.

8 h. à 11 h. 1/2. — Classes de trois heures coupées par 1/2 heure de récréation.

Midi. — Déjeuner.

Midi 1/2 à 1 h. — Récréation.

1 h. à 1 h. 3/4. — Etude.

2 h. à 4 h. — Classes avec un 1/4 d'heure de récréation.

4 heures. — Goûter. Récréation.

5 h. à 7 h. — Etude.

7 h. à 7 h. 3/4. — Dîner. Récréation.

7 h. 3/4 à 8 h. 1/2. — Etude. *Après de nombreuses réclamations, les grandes ont obtenu une prolongation de l'étude jusqu'à 9 heures.*

9 heures. — Coucher.

NOTA. — **Le jeudi et le dimanche, études et récréations se succèdent, ce sont les jours où l'on travaille le plus. J'ai connu des pensionnaires qui, à l'époque des examens, se levaient à quatre heures du matin.**

Pensionnat anglais (filles) installé en France

7 heures. — Lever.

7 h. 30. — Etudes de piano, violon, etc.

8 heures. — Premier déjeuner. Courte prière et cantique.

8 h. 30. — Gymnastique suédoise.

9 h. à 11 h. — Classes.

11 h. à 1 h. — Jeux. Promenades. Tennis. Bains de mer.

1 h. à 1 h. 3/4. — Déjeuner.

1 h. 3/4. — Etudes de piano.

2 h. 15 à 4 h. 15. — Classes.

4 h. 15 à 4 h. 45. — Toilette pour le soir.

4 h. 45. — Thé.

5 h. 1/2 à 6 h. 1/2. — Préparation des devoirs du lendemain.

6 h. 1/2 à 7 h. 1/2. — Récréation. Jeux de plein air.

7 h. 1/2. — Dîner.

8 h. 1/4. — Couture et lecture à haute voix.

9 heures. — Coucher.

NOTA. — **Bains tous les jours. Jeudi après-midi et samedi matin, excursions dans la campagne. En cas de mauvais temps, danses. Samedi après midi, cours de peinture et promenade.**

Pensionnat anglais (filles)
Saint-James collége, Bridport Dorsetshire

6 h. 30. — Lever.

7 heures. — Etudes de piano, violon, etc.

7 h. 45 — Prière du matin.

8 heures. — Déjeuner.

8 h. 30. — Récréation. Jeux de plein air.

9 heures. — Classes.

11 heures. — Récréation. (Tartines, Lait).

11 h. 1/4. — Classes.

Midi à 1 h. 1/4. — Promenade.

1 h. 1/4. — Dîner. Jeux. Amusements divers.

2 h. à 5 h. — Cours d'agrément. Peinture. Dessin. Danse. Gymnastique.

5 heures. — Thé. Tartines. Cake.

6 h. à 8 h. — Etude. Préparation des devoirs du lendemain.

8 heures. — Récréation.

8 h. 30. — Souper léger (pain, fromage, lait).

8 h. 45. — Prière du soir.

9 heures. — Coucher.

NOTA. — **Demi-journée de congé** *mercredi* **et** *samedi*. **Bains tous les jours.**

Je crois que les trois premiers tableaux reproduisent exactement le genre de vie d'une jeune fille française pensionnaire et candidate aux divers diplômes de notre époque.

Je citerai maintenant quelques faits particuliers qui apporteront une certaine précision aux précédents :

Une jeune fille de 18 ans, préparant une grande école, est obligée de se faire la vie suivante pendant dix-huit mois :

5 heures. — Lever.

5 h. 1/2 à 7 h. 1/2. — Travail.

7 h. 1/2 à 8 h. — Déjeuner.

8 h. à midi. — Travail.

Midi à 1 h. 1/2. — Repas et promenade dans la cour.

1 h. 1/2 à 6 h. — Travail.

6 h. à 7 h. — Repas.

7 h. à 9 h. — Travail.
9 heures. — Coucher.
Total : 13 heures de travail, 8 heures de sommeil, 3 heures de repos.

Autre fait :

Une jeune fille désireuse d'entrer dans une école normale, travaille à l'école de 7 heures du matin à neuf heures du soir, sans la moindre récréation. « Ce serait du temps de perdu». Rentrée chez ses parents le soir, elle travaille jusqu'à 1 heure du matin. Elle peut arriver à faire 50 problèmes dans une soirée.

Troisième fait visant une fillette de onze ans :

6 h. 1/2. — Lever.
7 h. 1/2. — Départ pour l'école.
De 8 h. à 11 h. 1/2. — Classes.
De 11 h. 1/2 à midi. — Ecriture et leçons.
De 1 h. 1/2 à 3 h. 3/4. — Classe.
De 4 h. à 4 h. 1/2. — Récréation.
De 4 h. 1/2 à 6 h. — Etude.
De 6 h. à 8 h. — Repas.
De 8 h. à 10 h. — Travail (4 leçons, 2 problèmes).
Le jeudi matin : Classe.
Le jeudi après-midi : Leçons à apprendre.
Le samedi devoirs plus longs pour occuper le dimanche.

Remarques.

Ces observations ne sont pas isolées. Il ne s'agit pas de faits exceptionnels mais au contraire fréquents.

Si nos descendants ont la curiosité d'étudier l'emploi du temps dans la journée de nos enfants au xxe siècle, ils s'étonneront probablement qu'à une époque où on parle tant de liberté on en laisse si peu aux enfants de nos collèges.

Plusieurs remarques me paraissent découler des faits rapportés :

Les enfants ont des heures de travail mal réglées, ils se couchent trop tôt après le repas du soir et se lèvent également trop tôt, surtout en hiver.

Le temps consacré à la toilette est insuffisant ; **ils ne se lavent pas.**

Le programme de la journée ne prescrit pas les exercices de plein air, alors qu'une certaine dose de *fatigue physique* est indispensable à tout homme et en particulier à l'enfant.

Dans deux ou trois des établissements que nous avons cités, de louables efforts sont faits pour répondre à ces *desiderata*. Il faut le reconnaître. Mais l'ensemble de nos internats est encore très loin de s'inspirer des modes anglaises si judicieuses au point de vue de la *réglementation du travail.*

Il est vrai que notre civilisation exige que beaucoup de jeunes filles se préparent à gagner leur vie. Le programme de travail des pensionnats anglais, comme ceux que nous avons cités, ne pourrait pas répondre à ce but. Il est possible qu'il exagère dans le sens contraire des nôtres. Il est possible que la vérité soit dans un juste milieu. Ce qui nous paraît certain, c'est que le travail imposé par nos programmes actuels est excessif. L'abus du travail entraîne à des fautes graves contre l'hygiène. Cet état de choses est un facteur important dans la dépopulation dont souffre notre pays.

Comme complément aux documents que j'ai eu l'honneur de vous apporter et qui visent les emplois du temps dans les pensionnats de filles, je citerai le suivant que j'ai reçu depuis notre dernière séance :

Pensionnat laïque libre

La directrice a vécu pendant plusieurs années en Angleterre et elle s'est inspirée des habitudes anglaises pour régler l'ordre de sa maison.

7 heures. — Lever, du 1er octobre au 1er mai.

Aération du lit.

Toilette aux lavabos chauffés : Quarante-cinq minutes.

7 h. 3/4. — Prière, déjeuner. — Courte récréation.

Du 1er mai à la fin de juillet :

6 h. 1/2. — Lever.

7 h. 1/4. — Prière, étude.

8 heures. — Déjeuner, courte récréation.

Jeudis et dimanches, une heure pour la toilette. — Inspection par la directrice des soins de propreté, cheveux, dents et ongles.

8 h. 1/2 à 10 h. 1/2. — Classes.

10 minutes de récréation.

10 h. 40 à 11 h. 1/2. — Gymnastique, dessin ou couture.

11 h. 1/2. — Récréation.

12 heures. — Déjeuner présidé par la directrice. — Les élèves observent le silence ou parlent anglais ou allemand. Des assistantes étrangères sont attachées à cet effet à l'établissement. — Jeudis et dimanches, pendant les repas, conversation française.

12 h. 45 à 1 h. 1/2. — Récréation ou promenade.

1 h. 1/2 à 3 h. 1/2. — Classes.

3 h. 1/2 à 4 h. 1/2. — Récréation. — Goûter.

4 h. 1/2 à 6 h. 3/4. — Etudes. — Leçons de musique, piano, violon, chant. — Préparation des devoirs.

6 h. 3/4. — Dîner (même régle que pour le déjeuner).

7 h. 1/2 à 8 h. 1/4. — Récréation.

8 h. 1/4. — Prière,

8 h. 1/2 à 9 heures. — Toilette du soir. Les élèves vont au lavabo, se coiffent, se lavent les mains et les dents.

Tous les samedis, trois quarts d'heure de toilette du soir ; bains de pieds.

Tous les mois bains. Tous les trimestres, soins particuliers des cheveux.

Nota. — *En été.* — Jeudis et dimanches, après-midi entièrement passées en dehors de la ville.

En hiver. — Promenades ; en cas de mauvais temps, danse dans l'établissement, jeux divers ; visite de musées, etc.

On voit que dans ce dernier programme il y a une intention évidente de rompre avec les vieux errements et le dédain classique pour la propreté du corps.

Il n'y a plus que 6 h. 1/4 de travail sur 14 heures ou 14 h. 1/2 d'activité.

Il y a progrès sur les programmes précédents.

ÉCOLES DE GARÇONS

Emploi du temps dans un Lycée français

Voyons maintenant l'emploi du temps chez les garçons. Voici une note émanant d'un étudiant en médecine qui a fait ses études comme interne dans un grand Lycée de province.

Ce document me paraît être vrai pour tous les Lycées de France car, chez nous, qu'il s'agisse de Lille ou de Perpignan, de Nancy ou de Nantes, c'est toujours le même programme. Le règlement ne tient compte ni des climats ni des saisons.

Lycée de garçons. — Emploi de la journée

A 5 h. 3/4. — Lever. 25 minutes pour les soins de toilette.

Etude jusqu'à 7 h. 1/4.

De 7 h. 1/4 à 7 h. 1/2. — Déjeuner du matin,

De 7 h. 1/2 à 8 heures. — Récréation.

De 8 heures à 11 heures. — Cours séparés par des « récréations » de 5 minutes.

De 11 heures à midi. — Récréation ; quelquefois cours.

De midi à midi 1/2. — Déjeuner.

De midi 1/2 à 1 heure. — Récréation.

De 1 heure à 2 heures. — Etude.

De 2 heures à 4 heures. — Cours.

De 4 heures à 5 heures. — Récréation.

De 5 heures à 7 h. 1 2. — Etude.
De 7 h. 1/2 à 8 heures. — Diner.
De 8 heures à 9 heures. — Récréation en été.
De 8 heures à 9 h. 1/2. — Etude en hiver.

Total ; 15 h. 1/2 d'activité, dont 4 heures de récréation, 9 heures de sommeil.

« Tous ces chiffres auraient bien peu de valeur clinique s'ils n'étaient expliqués par quelques détails.

Lever. — A la même heure en été qu'en hiver. Dimanche et jeudi, jour de repos, le lever n'est pas retardé.

Les candidats aux concours (Polytechnique, Saint-Cyr, Institut agronomique) devancent leurs camarades d'une heure pendant les mois précédant les examens.

Quant aux jeunes internes, la cloche sonne également pour eux dès six heures.

On ne veille que très imparfaitement aux soins de toilette. Le nombre des robinets à eau n'est d'ailleurs pas suffisant dans plusieurs dortoirs.

Dans les boîtes de toilette fournies par l'Administration, la brosse à dents n'était jamais accompagnée, il y a quelques années, de verre et de pâte dentifrice, etc.

On n'a jamais fait remarquer à un élève qu'il négligeait les soins de la bouche.

Etude. — Souvent, en hiver, les salles sont surchauffées, et la transition est brusque à la sortie dans les couloirs et les cours.

L'aération est souvent défectueuse, surtout quand le répétiteur n'y veille pas — ce qui n'est pas rare.

Les *études* sont trop longues et trop fréquentes le dimanche comme les autres jours. Le silence y est encore obligatoire.

Cours. — *Les professeurs ne se concertent pas entre eux pour la distribution des devoirs et l'élève est surchargé de travail.* Dans les classes inférieures, il s'y ajoute fréquemment des pensums, décorés du nom de « devoirs supplémentaires » par le règlement.

Il est à remarquer également que les élèves de neuvième et ceux de mathématiques élémentaires ont le même nombre d'heures de cours et d'études.

Récréations. — Nombre d'élèves ne prennent aucune part aux jeux. Tout le monde peut voir sous un préau, pendant une heure entière, se promener mélancoliquement des groupes d'élèves.

Les mauvaises conditions du jeu, l'aspect sombre et sévère de la cour enlèvent tout entrain, et toute l'année les élèves passent leurs récréations à en espérer la fin.

En été on verra, assis sur des bancs de pierre, des candidats aux examens travailler un livre à la main, au lieu de prendre leurs ébats.

Promenades. — Les élèves y sont étroitement surveillés et ne peuvent pas librement jouer et courir. *A partir de la rhétorique, il est permis de l'éviter en restant en étude.*

Bains. — On ne conduit les élèves aux bains que toutes les six semaines, et les bains de pieds sont d'une malpropreté remarquable.

Dortoirs. — Certains dortoirs sont encombrés. Ce n'est qu'en été, lorsqu'il fait très chaud, que le maître d'études tolère l'ouverture des fenêtres.

Les élèves se couchent immédiatement après le dîner ; dans les trois derniers mois seulement, on leur accorde une heure de récréation après le repas du soir.

Somme toute, les internes des Lycées sont surmenés intellectuellement. Par contre, la fatigue physique, indispensable à des adolescents, n'est jamais suffisante. »

La note que je viens de lire, Messieurs, est très réservée et j'ai tenu à ne rien changer à sa teneur. On lit entre les lignes le changement qui s'est opéré dans l'esprit de l'étudiant se remémorant sa vie de collégien.

Dans les Collèges ecclésiastiques

Je vais donner maintenant quelques indications sur le genre de vie dans les collèges ecclésiastiques.

Petit Séminaire français

5 h. 1/4 à 5 h. 1/2. — Lever. — Toilette.
5 h. 1/2 à 6 h. 1/2. — Prière. Méditation. — Messe.
6 h. 1/2 à 7 h. 1/2. — Etude,
7 h. 1/2 à 7 h. 3/4. — Petit déjeuner.
7 h. 3/4 à 8 heures. — Chambre : propreté, toilette, lit, etc.
8 heures à 10 heures. — Classe.
10 heures à 10 h. 1/4. — Récréation.
10 h. 1/4 à midi. — Etude.
Midi à midi 1/2. — Déjeuner (en silence général).
Midi 1/2 à 1 h. 1/2. — Récréation, *jeux obligatoires* (ou temps réservé aux pensums faits dans la cour, été comme hiver, sur de petites tables spéciales, sans siège naturellement.)
1 h. 1/2 à 2 h. 20. — Etude.

2 h. 25 à 4 h. — Classe.

4 h. à 4 h. 1/4. — Récitation du chapelet.

4 h. 1/4 à 4 h. 3/4. — Récréation (dans une cour très bien située, très spacieuse, de toute beauté).

En cas de mauvais temps, promenade trois par trois sous une galerie bien couverte.

Toutes les trois semaines environ, bains de pieds pendant cette récréation.

4 h. 3/4 à 6 h. 1/2. — Etude.

6 h. 1/2 à 7 h. 1/4. — Classe ou étude.

7 h. 1/4 à 7 1/2. — Lecture spirituelle ou observations du Supérieur sur hygiène, propreté du corps, des vêtements, chaussures, etc. Sur la bonne tenue.

7 h. 1/2 à 8 h. — Diner.

8 h. à 8 h. 1/4. — Prière.

8 h. 1/4. { Eté. — Récréation d'une 1/2 heure.
Hiver. — Coucher.

Pour les élèves à partir de la 3e classe inclusivement, récréation d'une demi-heure été comme hiver ; l'été dans la cour, l'hiver sous la galerie.

8 h. 3/4. — Coucher. *Chaque élève a sa chambre.*

9 heures. — Passage d'un professeur dans chaque chambre pour voir si tous les élèves sont couchés.

En résumé :

a) Temps des études : 5 h. 1/2 à 6 h. par jour,

Dont { Matin. — 2 heures.
Soir. — 3 h. 1/4.

b) Temps des classes : 4 heures par jour,

Dont { Matin. — 2 heures.
Soir. — 2 h. 1/4.

Soit dans la journée de 24 heures :

15 h. à 15 h. 1/2 d'activité.
8 h. 1/2 de sommeil.

Les 15 heures d'activité se décomposent ainsi :

10 heures d'étude et de classe.
2 h. 1/4 de récréation.
1 h. 1/4 pour repas. Pendant les repas, lecture de l'Histoire de France.
1 h. 1/2 exercices religieux.

Nota. — Chaque mercredi, promenade, sauf en cas de mauvais temps, la promenade est alors remplacée par une étude.

En hiver, la promenade se termine à la fin du jour ; étude jusqu'au repas.

Le dimanche, jamais de promenade. — Tout le temps est partagé entre les exercices religieux, les études et les classes.

Dans le document qui suit, on trouvera l'emploi du temps dans un collège religieux dont la discipline était particulièrement sévère.

Collège religieux français

5 heures. — Lever (toute l'année).

5 h. à 5 h. 1/2. — Toilette avec eau stagnante.

5 h. 1/2 à 6 h. — Réfection du lit (retapage). — Prière, messe (à jeun et à genoux).

6 h. à 8 h. — Etude.

8 h. à 8 h. 10. — Petit déjeuner (pain et cidre).

8 h. 10 à 8 h. 1/2. — Récréation.

8 h. 1/2 à 10 h. 1/2. — Classe.

10 h. 1/2 à 10 h. 3/4. — Récréation.

10 h. 3/4 à 12 h. — Etude.

12 h. à 12 h. 1/2. — Déjeuner très léger en général.

12 h. 1/2 à 1 h. 1/2. — Récréation.

1 h. 1/2 à 2 h. 1/2. — Etude.

2 h. 1/2 à 4 h. — Classe.

4 h. à 4 h. 1/2. — Récréation.

4 h. 1/2 à 5 h. 1/2. — Etude.

5 h. 1/2 à 7 h. — Classe.

7 h. à 7 h. 1/2. Lecture spirituelle. — Exhortation. — Prière.

7 h. 1/2 à 8 h. — Diner sommaire, pas en rapport avec sa durée ; les professeurs mangeant avec les élèves, ceux-ci étaient obligés d'attendre la fin du repas de ceux-là.

8 h. à 8 h. 1/2. — Récréation. { a) *En été.* — dans la cour. b) *En hiver.* — dans une salle basse, sorte de cave.

8 h. 1/2 à 8 h. 3/4. — Méditation.

8 h. 3/4. — Coucher. Précédé le *samedi* de lavage à l'eau froide des couverts dans la cuvette de toilette.

En résumé :

Travail	10 h. 1/4.
Récréation	2 h.
Repas	1 h. 1/4.
Exercices religieux	1 h. 1/4.
Sommeil	8 h. 1/4.

Dimanche. — Promenade de 1 h. 3/4 de durée. Le reste du temps : exercices religieux, études et classe.

Jeudi. — Promenade de 3 h. de durée. Classes le matin et études. Etudes après promenade.

Environ deux fois par trimestre, bains de pieds (sans savon),

Collège catholique français installé à l'étranger

6 heures. — Lever.
6 h. 15. — Prière. — Etude.
7 h. 45. — Petit déjeuner.
8 h. 30. — Classe.
10 h. 30. — Récréation.
11 heures. — Etude.
12 h. 30. — Déjeuner. Récréation, équitation, gymnastique, escrime.
2 heures. — Etude.
2 h. 30. — Classe.
4 h. 30. — Goûter, récréation.
5 heures. — Chapelet, méditation ou salut.
5 h. 15 à 6 h. 40. — Etudes.
8 heures. — Prière. *Salve Regina*. Dîner. Coucher.
Jeudis. — 4 heures de promenade.
Dimanches. — 2 h. 1/2 de promenade.

III

A L'ÉTRANGER

Pension belge pour garçons (catholique).

6 heures. — Lever.
6 h. 30. — Messe.
7 h. 30. — Déjeuner.
8 h. 15. — Préparation pour classes.
9 h. 15. — Classes, cours, etc.
11 h. 30. — Récréation.
12 heures. — Dîner (soupe ou poisson, viande, légumes).
1 heure. — Récréation.
2 heures. — Classes, cours, etc.
4 heures. — Récréation, jeux, etc.
6 heures. — Vêpres.
6 h. 30. — Préparation pour le lendemain.
8 heures. — Souper très léger (pain et fromage).
9 heures. — Prière du soir.
9 h. 15. — Coucher.
Pas de bains, mais bains de pieds le mercredi et le samedi.

Dans ce Collège belge, le travail ne prend que *sept heures* par jour.

Les récréations prennent trois heures, l'une d'elles dure deux heures consécutives.

Il y a déjà une amélioration sur notre système. Aucun étranger n'accepterait le *modus vivendi* imposé aux petits français.

Collège de garçons en Angleterre

A propos de la vie des garçons en Angleterre, nous avons fait appel à un ancien élève du Lycée Corneille qui vient de passer un an dans les écoles anglaises.

Son compte rendu présente, je crois, un grand intérêt pour le sujet qui nous occupe. Je transcris ses notes :

« Il y a en Angleterre deux sortes d'écoles bien distinctes (exception faite cependant des grandes écoles, déjà à moitié Universités, telles que Harrow, Eaton ou Rugby). Ce sont :

1° Les écoles de pensionnaires situées surtout à la campagne ;

2° Les « public schools » des grandes villes, qui se rapprocheraient plutôt de nos lycées. J'insisterai surtout sur ces dernières, mais je vais donner auparavant un rapide aperçu de l'école de la première catégorie telle que je l'ai vue pendant les deux mois de séjour que j'y ai faits.

Cette école était située à la campagne ou, tout au moins, aux confins d'une petite ville. Il y avait là une vingtaine de garçons de douze à seize ans. Les uns, internes, venaient surtout de Londres, car leurs parents préféraient les voir à la campagne. Les externes habitaient aux environs.

Voici à peu près l'emploi du temps :

Lever à 6 h. 1/2 ; on était prêt vers 7 heures.

Jeux jusqu'à 8 heures.

8 heures. — Premier repas : porridge (bouillie d'avoine), jambon, pain, beurre, thé.

8 h. 1/2 à 11 h. 1/2. — Travail.

11 h. 1/2 à midi. — Jeux.

Midi. — Déjeuner : une viande, deux légumes bouillis (dont des pommes de terre), pudding.

Jeux de 1 h. à 1 h. 1/2.

Travail de 1 h. 1/2 à 4 heures.

De 4 heures à 4 h. 1/2. — Thé.

De 4 h. 1/2 à 5 h. 1/2. — Jeux et promenades.

De 5 h. 1/2 à 7 heures. — Préparation des devoirs pour le lendemain.

De 7 heures à 7 h. 1/2. — Jeux.

Coucher de 7 h. 1/2 à 8 heures.

Ceci peut être considéré comme la moyenne des emplois du temps dans ce genre d'écoles.

L'âge des élèves n'y dépasse ordinairement pas quinze à seize ans.

Passons maintenant au « public school ». Celle que je prendrai comme type est *University College School*, de Londres. C'est une école importante comprenant environ 350 à 400 élèves.

J'y ai passé environ six mois. D'après ce que j'ai pu y voir, le travail des petites classes ressemble plutôt à celui des lycées, mais au lieu de croître rapidement à mesure que l'on monte de classe, il tendrait plutôt à devenir sinon moindre, du moins au gré de l'élève.

Exemple : J'étais dans une des classes les plus avancées de l'école. Il s'y trouvait des garçons qui préparaient des examens et qui travaillaient sérieusement. Le reste de la classe venait là pour finir son instruction, trop jeune encore pour entrer dans les affaires.

Nous étions obligés de suivre un certain nombre de classes et le reste du temps était à notre disposition ; nous y faisions ce qui nous plaisait. Cette initiative laissée aux élèves ne se trouve pas en France ; on n'en abuse pas, au contraire. Nous n'avions ni devoirs ni leçons. Le travail à la maison était laissé à notre gré.

Voici l'emploi du temps de l'école :

9 h. 1/2. — Arrivée à l'école.

De 9 h. 1/2 à midi 3/4. — Quatre classes de trois quarts d'heure avec 10 minutes de repos à 11 heures.

Midi 3/4 à 1 h. 1/4. — Jeux.

1 h. 1/4 à 1 h. 3/4. — Déjeuner.

Nous pouvions choisir sur un menu assez varié ce qui nous plaisait et à discrétion.

Il y avait ordinairement : une soupe, une ou deux viandes en sauce, bœuf et mouton rôtis chauds et froids, pommes de terre et choux bouillis, deux ou trois espèces de puddings et de fruits cuits.

Ce qu'un garçon mangeait en moyenne était : une portion de viande avec légume et une ou deux de pudding.

1 h. 3/4 à 4 heures. — Classes.

4 heures. — Sortie.

Cet horaire ne diffère pas essentiellement de celui d'un lycée ; mais bien des choses créent une profonde différence entre les écoles françaises et anglaises.

C'est d'abord l'énorme importance donnée aux sports. Ce n'est pas le bon élève, qui travaille beaucoup, qui y sera estimé, mais le bon joueur de foot-ball ou de cricket, et nul ne sera plus populaire que celui qui aura marqué un but dans un match contre une école rivale dangereuse.

Société des jeux

Il existait à l'école une *Société des jeux* chargée d'organiser les parties ; comme d'usage, on jouait au foot-ball pendant les trimestres de Noël et de Pâques, et au cricket en été. L'école fournissait avec ses 350 élèves, dix équipes de rugby, soit 150 joueurs (il est vrai que les plus jeunes n'avaient que douze ans) tandis qu'un Lycée français de 800 élèves n'arrive qu'à fournir péniblement deux équipes, soit 60 joueurs !

Nos matches et nos parties d'entraînement se jouaient régulièrement tous les mercredis et samedis après-midi. Tout membre de la Société des jeux devait y assister. Bien des précautions étaient prises pour éviter les refroidissements ; il était d'usage, et cela nous était d'ailleurs recommandé, de prendre une douche froide aussitôt la partie finie. L'usage des bains froids était d'ailleurs courant parmi les élèves, et beaucoup d'entre eux allaient nager le matin, avant l'école, dans une vaste piscine d'eau à 15 ou 20° c., installée dans des bains publics, tout près de l'école.

Nous pouvions aussi jouer, à l'école même, pendant les récréations, aux fives, sorte de pelote basque. Quatre salles spéciales étaient installées à cet effet.

La gymnastique était l'objet de soins particuliers. Tout élève devait en faire au moins deux heures par semaine.

Carnet Sanitaire

On prenait chaque mois la hauteur, le poids, l'expansion de la poitrine de chaque garçon ; sa force était mesurée et soigneusement notée. Chacun faisait des exercices spéciaux, suivant les changements physiques qu'il désirait obtenir. La gymnastique suédoise était surtout pratiquée. La gymnastique nous était permise après l'école, de 4 heures à 5 h. 1/2, dans le gymnase.

La course, le saut, etc., étaient aussi en honneur. Deux fois par an se tiennent des concours de différents sports, auxquels prennent part tous les élèves de l'école.

Corps de Cadets

Il existe aussi un *corps de cadets*. Deux fois par semaine on nous y apprenait l'exercice militaire et le tir. De temps en temps nous avions des marches et des manœuvres *prises sur les jours de classe*. Au mois d'août, le corps des cadets va passer quinze jours sous la tente, en plein air, au bord de la mer, près de Clacton, au grand plaisir de tous.

Voilà donc pour les sports. Non seulement l'administration de l'école en fait faire à ceux qui les aiment, mais elle tâche d'amener ceux qui ne les pratiquent pas à en faire. J'ai entendu un professeur qui tâchait de décider un garçon à se joindre au Club des jeux dire textuellement : « Vous ne venez pas à l'école seulement pour travailler, vous venez surtout pour jouer. » Ceci suffit à montrer quelle importance on attache aux sports là-bas.

Punitions

Quant aux punitions, elles diffèrent totalement de celles qui sont employées en France. La retenue et la consigne y sont presque inconnues. Les punitions sont surtout morales et un blâme public est la plus terrible de toutes.

En résumé : Donc, en Angleterre, on fait travailler les garçons bien moins qu'en France ; en revanche, on les oblige presque à jouer et à se donner de l'exercice. Dans les écoles, on leur donne plus de liberté, on leur laisse plus d'initiative, on les surveille moins. On cherche à les intéresser, non seulement par les sports, mais aussi en leur permettant de fonder à l'école des sociétés de musique, d'échecs, de tir, etc...

Je finirai en ajoutant que les quelques Anglais que j'ai connus et qui ont été dans des écoles françaises en ont gardé un fort mauvais souvenir, et qu'après mon séjour en Angleterre le lycée français me semble un peu une prison. »

IV

Enquête à faire dans l'Enseignement primaire

Si on faisait pour l'enseignement primaire la même analyse que pour l'enseignement secondaire, on arriverait aux mêmes conclusions : programmes trop chargés, enseignement trop encyclopédique, trop théorique, mal adapté au milieu ambiant.

Dans un journal spécial, j'ai trouvé la note suivante émanant d'un instituteur :

« A l'école primaire, chaque jour représente cinq heures et demie de travail effectif, soit *vingt-sept heures et demie* de travail par semaine, qui se décomposent ainsi aux termes des instructions officielles de 1887 :

— Deux heures par jour, soit dix heures par semaine pour le français (lectures expliquées, grammaire, orthographe, dictées, analyses, récitations, compositions).

— Une heure ou une heure et demie par jour, soit cinq heures ou sept heures et demie par semaine, pour l'enseignement scientifique (calcul, etc.).

— Une heure par jour, soit cinq heures par semaine, pour l'histoire, la géographie, etc.

— Une heure par jour, soit cinq heures par semaine, pour l'écriture.

— Une heure ou deux par semaine consacrées au chant.

— Deux ou trois heures aux travaux manuels.

Total : 28 à 32 h. 1/2 pour une semaine qui ne comprend que 27 h. 1/2 de classe.

Et dans ce programme nous n'avons pas fait entrer l'entretien familier, l'instruction morale, le dessin, la gymnastique et l'enseignement agricole pour les écoles rurales. »

V

Résumé

Nous concluons que nos enfants s'étiolent dans des classes mal aérées devant un travail excessif et peu productif; que les maîtres eux-mêmes, accablés de travail, n'ont pas le temps de les instruire dans le vrai sens du mot et encore moins de s'instruire eux-mêmes.

Des deux côtés vains efforts pour des résultats médiocres.

Quelles réformes proposer? C'est à peine si j'ose prononcer ce mot. Depuis trente ans j'entends qu'on en parle et chaque fois qu'on a touché aux programmes ce fut pour les charger encore.

D'une manière générale, on peut admettre que le jeune Français, élève d'un lycée de l'Etat ou d'un collège libre, est soumis à un régime monacal de quinze heures d'activité (ou d'immobilité !) dont deux heures au plus de récréation morcelée. Nous sommes loin des trois huit que réclament certaines écoles socialistes.

Dans notre système actuel, les enfants, et surtout les jeunes enfants, n'ont pas assez de sommeil et se lèvent trop tôt, en hiver tout du moins.

Les classes commencent trop tôt, les élèves externes qui demeurent un peu loin du lycée n'ont pas le temps de faire une toilette suffisante et de se laver comme il conviendrait.

Les études finissent trop tard, à 7 h. ou 7 h. 1/2. Je connais beaucoup d'enfants qui ont encore du travail à faire chez eux jusqu'à dix heures du soir.

Trop de classes, trop d'études emboîtées les unes sur les autres. Trop de devoirs, trop de cahiers, trop de copies ou de leçons. Trop d'appels à la mémoire. Trop de compositions aussi. Il est extraordinaire que la composition de récitation existe encore.

Les récréations devraient être fixées suivant la saison et suivant le climat. Ce qui est bon à Rouen peut ne pas l'être à Marseille ou à Toulouse.

L'enfant devrait être libre aux heures de pleine lumière et assez longtemps pour organiser les jeux.

Il faudrait une récréation de deux ou trois heures **consécutives** au milieu de la journée avec jeux *obligatoires*, exercices physiques, travaux manuels variés, exercices militaires obligatoires et sérieusement organisés.

Le système actuel fait des idéologues, des théoriciens, dont plusieurs seront dangereux peut-être plus tard pour la collectivité.

Les punitions ne devraient être infligés que pour faits graves et prononcées par un conseil de discipline. Les *pensums* devraient être supprimés et aussi les *retenues de promenades*. C'est un crime que de priver un enfant d'air, de lumière et de mouvement !

Les soins de la peau n'existent pas dans nos établissements actuels ni les soins de la bouche.

On semble ignorer que l'homme doit se laver tous les jours non seulement « le visage et les mains », comme disent les livres d'éducation, mais tout le corps. Pour cela, il faut à chaque élève une chambrette dans laquelle il pourra se mettre nu sans blesser la pudeur (quelque peu ridicule souvent) de ses voisins. (1)

Notre collégien pose encore pour le type hirsute, crasseux, mal tenu, dédaigneux de cette pointe de coquetterie que donne l'habitude des longues ablutions.

L'air, l'eau et les exercices physiques donnent la santé physique et aussi la santé morale en faisant contrepoids à cette précocité latine que signalait Taine dans ses notes sur l'Angleterre.

---

(1) Voici un fait :

Au retour d'une leçon d'équitation quelques élèves demandèrent au maître d'étude la permission de se mettre nus et de faire une lotion sous le robinet.

Le maître d'étude (qui devait plus tard devenir un de nos confrères) acquiesça sans difficulté.

Le Censeur survenant il y eut scandale et le maître d'étude fut fortement blâmé de ses « théories médicales ».

Plus j'avance dans la vie, plus je suis persuadé que nombre de cas de tuberculose éclatant vers la vingtième année ont été préparés par la vie de collège. Plusieurs fois j'ai vu les premières hémoptysies apparaître à propos des fatigues morales du baccalauréat.

Il serait trop long d'énumérer les *désiderata* que notre sujet évoque. J'abrègerai en signalant les quelques points principaux et généraux que voici :

Je demanderais :

— La création d'un conseil de pères de famille et de professeurs présidé par le proviseur et assisté des médecins de l'établissement.

— La décentralisation des réglements. Chaque province réglant le travail et les jeux suivant le climat de la région.

— Dans une même région : la réglementation du travail et des jeux suivant la saison.

— Je demanderais que chaque journée soit coupée par deux ou trois heures consécutives de liberté avec exercices de plein air.

— Il devrait exister pour chaque enfant une fiche de santé, avec son poids, sa taille, etc.

Avec ce minimum de réformes, les programmes devraient s'alléger par la force des choses. Mais ici notre compétence s'arrête.

Conclusion

Il faut regarder ce que font les nations voisines. L'Anglais a institué, depuis près d'un siècle, la vie au grand air. L'Allemagne a fait de ses écoles et de ses ateliers des écoles d'hygiène. Quant à l'Amérique, voici ce qu'en dit Landouzy : « Pour leurs promenades, pour leurs jardins, pour leurs parcs, pour leurs stands, pour leurs terrains de jeux, rien n'est trop vaste. » Ils créent les campagnes fleuries et et les forêts ombreuses dans leurs villes. Chicago, Providence, Baltimore, Brooklyn, New-York, Philadelphie, Washington « changent l'or en air pur. » New-York dépense 26 millions pour planter des jardins. Boston emploie 106 millions à l'achat de terrains, **dont un millier d'hectares destinés aux terrains de jeux pour les enfants.**

Voilà comment les Anglo-Saxons préparent chez les hommes de demain la santé, c'est-à-dire la volonté, l'énergie et les vertus viriles.

Et nous, que faisons-nous ?

Rouen. — Imp. J. GIRIEUD, rue des Carmes, 58

www.ingramcontent.com/pod-product-compliance
Ingram Content Group UK Ltd.
Pitfield, Milton Keynes, MK11 3LW, UK
UKHW012131240726
13965UKWH00005B/2116